Docteur Jacques DESTOUESSE

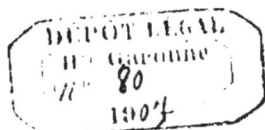

❖

Considérations Générales

sur

L'EMPLOI de la TRINITRINE

En Psychiâtrie

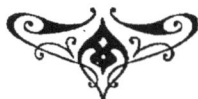

TOULOUSE

GIMET-PISSEAU, Éditeur

66, Rue Gambetta, 66

—

1907

$_8T_e^{65}$

136

CONSIDÉRATIONS GÉNÉRALES

SUR

L'EMPLOI DE LA TRINITRINE EN PSYCHIATRIE

Docteur Jacques DESTOUESSE

Considérations Générales

sur

L'EMPLOI de la TRINITRINE

En Psychiâtrie

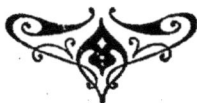

TOULOUSE

GIMET-PISSEAU, Éditeur

66, Rue Gambetta, 66

—

1907

PLAN D'ÉTUDE

———

———

CHAPITRE PREMIER

Considérations générales sur la Trinitrine au point de vue chimique

La Trinitine encore appelée Glonoïne n'est autre chose au point de vue chimique, que la nitroglycérine.

La glycérine, alcool triatomique, est un produit retiré de la saponification des corps gras et qui a pour formule :

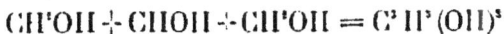

$$CH^2OH + CHOH + CH^2OH = C^3H^5(OH)^3$$

Sa fonction alcool lui donne la propriété, lorsqu'elle se trouve en présence des acides, de donner des éthers. Ces nouveaux corps proviennent de la substitution dans la molécule de la glycérine d'un radical d'acide à un atome d'hydrogène.

Si, en présence de la glycérine, on met de l'acide azotique par exemple, cet acide AzO'OH va se décomposer en deux parties; l'une, OH, qui se combinera à l'hydrogène, d'une fonction alcool de la glycérine pour donner de l'eau HOH; l'autre, AzO', qui ira prendre la place de l'hydrogène enlevé, pour transformer cette fonction alcool en fonction éther nitrique. Si cette substitution se fait une seule fois, nous aurons un composé qui possédera deux fonctions alcool et une fonction éther nitrique dont la formule sera :

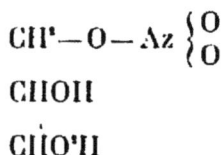

$$CH^2 - O - Az \begin{cases} O \\ O \end{cases}$$

$$CHOH$$

$$CHO^2H$$

Si la substitution se fait deux fois, on a un composé qui possède une seule fonction alcool et deux fonctions éther nitrique, dont la formule est :

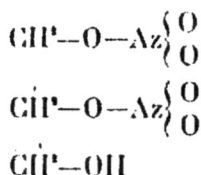

$$CH^2 - O - Az \begin{cases} O \\ O \end{cases}$$

$$CH^2 - O - Az \begin{cases} O \\ O \end{cases}$$

$$CH^2 - OH$$

Enfin, si la substitution se fait trois fois, on a un corps qui possède trois fonctions éther nitrique et dont la formule est :

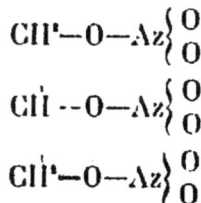

$$CH^2 - O - Az \begin{cases} O \\ O \end{cases}$$

$$CH - O - Az \begin{cases} O \\ O \end{cases}$$

$$CH^2 - O - Az \begin{cases} O \\ O \end{cases}$$

C'est la nitro-glycérine ou la Trinitrine.

Dans toutes les réactions de ce genre, les premières substitutions sont plus faciles que les autres. Pour former l'éther mononitré d'un alcool, il suffit, en général, de mettre cet alcool en présence d'acide azotique pur. Pour obtenir trois substitutions, comme pour la trinitine, on est obligé de faire intervenir un mélange d'acide azotique et d'acide sulfurique.

Le procédé de préparation de cet éther trinitré de la glycérine, consiste donc à laisser tomber goutte à goutte de la glycérine dans un mélange bien refroidi d'acide azotique et d'acide sulfurique concentré. On obtient un corps huileux, d'une odeur faible éthérée et aromatique, d'une densité égale à 1,60, cristallisant à 20 degrés au-dessous de zéro, peu soluble dans l'eau et l'alcool froid, soluble dans l'alcool bouillant et l'éther, vénéneux et faisant très facilement explosion.

Les dangers auxquels expose son maniement sont très atténués par son mélange avec une matière alumineuse ou silicieuse. On se sert pour cet usage d'une matière possédant un pouvoir absorbant énorme qui est formée par l'enveloppe de certaines diatomées. On a alors la dynamite qui renferme 75 pour cent de trinitine[1].

(1) Chapitre fait en collaboration avec mon confrère et ami Arnaud, licencié es-sciences chimiques, pharmacien de 1re classe.

CHAPITRE II

Historique

En 1858, le docteur Field (de Brighton), eut l'idée d'absorber deux gouttes d'une solution au centième de nitro-glycérine. Après avoir éprouvé une sensation de plénitude dans la tête et le cou, l'expérimentateur eut des nausées et des bourdonnements d'oreilles, puis vinrent de la pâleur de la face, de la petitesse du pouls et un état syncopal avec respiration stertoreuse, céphalée, abattement et une sorte de torpeur physique et intellectuelle. Le docteur Field dormit alors pendant cinq heures et n'éprouva à son réveil qu'une légère céphalée.

Cette expérience fut confirmée par Thorowgood et James, par Laurence, par Basker Edwards et par Brody.

Ce dernier, en 1859, vanta l'efficacité de la nitro-glycérine dans les névralgies. Mais les travaux de Brody furent contestés en France par Vulpian.

Alors pendant une période de dix-sept ans la trinitrine resta dans l'oubli.

A partir de 1876, jusqu'en 1883, nous assistons à

une nouvelle éclosion de travaux sur la nitro-glycérine. En 1876, Bruel, dans sa thèse inaugurale soute-
nue à Paris, publie une série de recherches expérimentales sur les effets toxiques de la nitro-glycérine
et de la dynamite. Puis vinrent les travaux de Murrell en 1879, ceux de Mayo-Robson en 1880, sur le
traitement des néphrites par la nitro-glycérine; ceux
de Green en 1882, sur l'emploi de cette substance dans
les affections cardiaques; de Farguhar, de M'Call
Anderson, sur le traitement de l'angine de poîtrine
par la trinitrine, et enfin, en 1883, les travaux de Kar-
cinski, de Hammond, de Stewart, de Desrosiers et de
Huchard clôturent cette deuxième période de l'histoire de ce médicament.

A partir de 1883, on ne trouve plus rien comme
étude spéciale de la trinitrine.

De l'analyse de ces différents travaux, il appert
que tous ces auteurs sont unanimes à reconnaître
qu'au point de vue physiologique la trinitrine porte
son action sur le système nerveux et sur l'appareil
circulatoire.

Du côté du système nerveux, elle provoque une
céphalalgie plus ou moins violente, une sensation de
plénitude intra-cranienne de la paresse dans les
idées, de l'ambliopie, des vertiges, des bourdonnements d'oreilles.

Du côté de l'appareil circulatoire, on constate que
la face se congestionne, que l'impulsion du cœur
devient plus forte. Le pouls radial s'accélère et présente du dicrotisme, la tension artérielle diminue.

De plus, il y a des sueurs et une augmentation de la diurèse.

Les expériences toxicologiques faites sur des animaux, par Bruel, ont été contestées par Vulpian.

En résumé, la trinitine à dose thérapeutique produit une excitation cardio-vasculaire avec hyperémie cérébrale et abaissement de la tension vasculaire. En diminuant les résistances périphériques, elle augmente l'énergie de l'organe central de la circulation. Son action se produit au bout de cinq minutes et dure deux à trois heures.

Au point de vue thérapeutique, ces mêmes auteurs sont unanimes à reconnaître que la trinitine, agent paralysant vaso-moteur, peut rendre des services dans les maladies de cœur et surtout dans les maladies de l'aorte où elle peut combattre les symptômes d'anémie cérébrale. (Dans ces dernières maladies, en effet, le danger est non pas au cœur, mais au cerveau). Dans les cas d'affaiblissement du myocarde, la trinitine est certainement un stimulant du cœur. Mais c'est surtout dans l'angine de poitrine que la trinitrine produit d'excellents effets comme le prouvent les expériences de Murrell, Anderson, Green, etc. La meilleure médication, dans ce cas là, consiste à donner du nitrite d'amyle en inhalations pendant les accès, de la trinitine dans l'intervalle des accès.

La trinitine peut aussi être employée dans les lipothymies, les syncopes, les palpitations nerveuses avec anémie cérébrale telles que : migraines, névralgies faciales non congestives, céphalées de

toute sorte. Presque tous les malades voient leur
affection disparaitre sous l'influence de ce médicament. Les bons effets de la nitro-glycérine sont certains dans les vertiges anémiques.

La trinitrine est contre-indiquée chaque fois qu'il
y a congestion.

Si on compare sur les mêmes malades les actions
du nitrite d'amyle, du nitrite de soude et de la trinitrine, on voit : que le nitrite d'amyle agit plus vite et
met moins longtemps; que la trinitrine a une action
plus sûre et plus prolongée que le nitrite de soude.

De cette rapide étude historique des différents
travaux parus jusqu'à ce jour, il résulte que tous
les auteurs reconnaissent l'action vaso-dilatatrice de
la nitro-glycérine. Mettant à contribution les propriétés de cet agent médical, ils en ont fait usage dans
toute une série de maladies, mais aucun d'eux ne
mentionne son emploi dans les maladies mentales.
Un seul cependant M. Huchard (*Bulletin thérapeutique 1883*) dit simplement à ce sujet : « Il peut se
faire que la trinitrine trouve aussi son emploi dans
certaines formes d'aliénation mentale à forme dépressive ».

Nous ne voulons pas dire par là que la trinitrine
n'ait pas été utilisée en thérapeutique mentale.
Pitres de Bordeaux s'est servi de ce médicament, et en
a obtenu de bons effets, particulièrement dans les
obsessions psychasténiques.

Régis, de Bordeaux, mentionne également dans
son Précis des maladies mentales, l'emploi de la

trinitrine dans les dépressions mélancoliques et le
délire des anxieux. Nous avons vu nous-même
employer la trinitrine par notre maître le professeur
Rémond (de Metz) au cours de nos stages hospita-
liers.

Mais il restait à grouper dans un travail toutes
ces observations cliniques, et à établir en quoi certaines formes de maladies mentales étaient tributaires
de l'emploi de la nitro-glycérine et à prouver expé-
rimentalement la véracité d'une telle affirmation.
C'est ce que nous nous proposons de faire dans les
chapitres suivants.

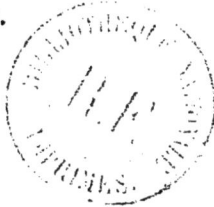

CHAPITRE III

Etude sommaire des maladies mentales susceptibles d'être améliorées par la Trinitrine.

Nous ne nous occuperons pas des maladies mentales chez lesquelles les troubles somatiques sont la cause des troubles psychiques. Il est évident que, dans les vésanies d'origine aortique par exemple, où l'anémie cérébrale est la règle, l'emploi d'un médicament qui augmente l'énergie de l'organe central de la circulation est tout naturel.

Nous ne nous occuperons pas non plus de l'ensemble des troubles psychiques qui relèvent de la dénutrition chronique et progressive de l'encéphale et qui ont pour caractère anatomique l'artério-sclérose cérébrale. Nous dirons cependant, à ce sujet, qu'il serait intéressant d'étudier dans ces cas les résultats obtenus par l'association au traitement qui vise la lutte contre l'intoxication ou les toxines produisant ces troubles artériels, d'un médicament capable de diminuer les résistances artérielles e permettant par ce fait un apport nutritif plus considérable.

Nous nous sommes borné à étudier les maladies mentales où la vaso-constriction est la règle. Nous voulons parler des troubles de l'affectivité : anxiété et obsessions, des états que l'on peut réunir lorsqu'ils sont primitifs, sous la dénomination d'états de dépression, et enfin des états mélancoliques.

Nous allons passer sommairement en revue ces divers troubles psychiques, en nous attachant à démontrer en quoi et pourquoi ils sont tributaires de l'emploi de la trinitine comme agent thérapeutique.

§ I. — Troubles de l'affectivité. Anxiété. — Obsession.

Littré définit l'anxiété : « Un état d'incertitude, de trouble, d'agitation avec sensation de gêne et de resserrement à la région précordiale, comprenant trois degrés: l'inquiétude, l'anxiété et l'angoisse. »

L'obsession est un trouble de la volonté. Il consiste dans une idée fixe, une crainte ou une impulsion irrésistible, qui s'impose à l'idée du malade, bien que celui-ci reste conscient de la domination qu'il subit, et qui provoque chez lui une sensation d'angoisse dont il ne peut se délivrer qu'en cédant à l'impulsion.

L'anxiété et l'obsession ne sont pas des entités

morbides, mais les éléments constituants d'un syndrome spécial, le syndrome d'anxiété ou d'angoisse susceptible de se rencontrer au cours des différentes psychoses.

Comment se présente ce syndrome d'anxiété ou d'angoisse ?

Lalanne en a résumé ainsi le tableau symptomatologique :

Troubles moteurs : Asthénie motrice, tremblement, incoordination, altération de la parole, vertige.

Troubles circulatoires : Angoisse précordiale, spasme, hypertension, modifications vaso-motrices.

Troubles respiratoires : Oppression, dyspnée, altération du rythme et de l'amplitude.

Troubles digestifs : Crampes, douleurs, diarrhées subites.

Troubles secrétoires : Polyurie, sialorrhée, hyperhydroses locales ou générales.

Troubles actifs intellectuels : Inquiétude, défaut d'attention, de mémoire, obnubilation de l'intelligence, intensité de la représentation pouvant aller jusqu'aux pseudo-hallucinations, désagrégation de la conscience et de la personnalité, mais par dessus tout attente anxieuse avec phobies et obsessions.

La pathogénie de ce syndrome reste encore à préciser. Mais sans entrer dans la discussion des travaux parus à ce sujet (Freud, Hartemberg, etc.), sans nous préoccuper de savoir si la lésion du grand sympathique est primitive dans ces cas, ou si elle résulte d'une insuffisance de la cellule nerveuse cérébrale, en nous plaçant simplement au point de vue général de la symptomatologie, nous trouvons que ce syndrome présente des troubles vaso-moteurs, et aussi une anémie cérébrale due à une altération quantitative du sang. Il paraît donc rationnel de combattre ce syndrome par un traitement à la trinitrine, chaque fois qu'il se présentera au cours des maladies mentales.

§ II. — Etats de dépression.
Etats mélancoliques.

Qu'entend-on tout d'abord par état de dépression ?
La vue d'un corbillard, l'annonce d'un échec dans un examen, la mort d'une personne qui nous est chère, détermine en nous une sorte de résultante affective. Dans le cas actuel, cette résultante est pénible. Elle peut à la rigueur ne pas occasionner une réaction extérieure, mais le plus souvent cette réaction extérieure se fera, si bien que l'on pourra reconnaître à notre aspect, à l'expression de notre visage, à notre attitude et à notre mimique que nous sommes sous le coup d'une émotion triste.

A l'état normal, la plupart d'entre nous, nous avons une manière prédominante de sentir et de réagir. Les uns sont surtout tristes et inquiets ; les autres, au contraire, sont gais et contents. Dans le premier cas, les réactions se font sous forme d'une mimique douloureuse, active ou passive. Ce sont les déprimés.

Supposons que chez un sujet présentant ce tempérament spécial survienne, pour quelque cause que ce soit, une insuffisance de la cellule nerveuse créant un état pathologique ; ses réactions deviendront les symptômes importants de ces cas pathologiques auxquels on a donné le nom de dépressions.

Dès lors nous pouvons dire avec M. le professeur Régis que les « dépressions sont des réactions de « l'activité générale pathologiques à la fois par leur « intensité, par leur durée, et par leur relation avec « un processus émotionnel psychopathique qu'elles « traduisent au dehors. »

Devons-nous considérer ces états de dépression comme une affection spéciale, ou bien devons nous les envisager comme des symptômes accompagnant une affection bien caractérisée ?

Nous nous rangeons à la seconde hypothèse, car il nous semble que si l'on donnait une telle extension à ces états dépressifs il en résulterait qu'on engloberait la symptomatologie à peu près entière d'une maladie, et dépression dans ce cas deviendrait synonyme de Mélancolie.

Nous nous abritons, en concluant de la sorte, derrière l'opinion de Régis. Pour cet auteur, en effet, dépression doit simplement exprimer « un syndrome « caractéristique des réactions émotives de la mélancolie. »

« Quant au vocable *dépression* pris en lui-même il

« est mauvais, car il ne traduit exactement ni le
« caractère du phénomène réactionnel, ni celui de
« l'état émotionnel générateur; ainsi dans la mélan-
« colie il peut y avoir non seulement dépression,
« mais aussi excitation extérieure. Pour être dans le
« vrai il faudrait dire dans la mélancolie : réactions
« douloureuses, soit passives (dépression) soit actives
« (excitation). Cependant si on conserve le vocable
« dépression, il est nécessaire, dans ce cas, de lui
« attribuer le sens plus précis que nous venons d'in-
« diquer[1] ».

La dépression est donc la réaction douloureuse,
active ou passive, de la mélancolie.

Voyons quel est le tableau clinique de cette réaction et tout d'abord de la réaction douloureuse passive. Nous ne pouvons mieux exposer ce tableau
qu'en reproduisant celui qu'en fait M. le professeur
Régis. « La réaction douloureuse passive consiste
« dans une attitude triste avec diminution de l'acti-
« vité générale pouvant aller en ce qui concerne
« l'activité générale jusqu'à la suppression ».

« Visage pâle, morne, abattu, traits tirés, con-
« tractés, regard triste et baissé, tête penchée sur la
« poitrine, expression d'humilité et de souffrance
« profonde, mutisme complet ou parole lente, brève
« ou sourde, gestes rares, pénibles, tendance à l'im-
« mobilité, hypoactivité viscérale et glandulaire. »

(1 Régis. *Précis de psychiatrie.*

La réaction agitée est un peu différente, il n'y a plus ici une inertie motrice, mais au contraire une agitation plus ou moins active. « Les malades se meuvent « constamment, ils ont des douleurs, tantôt de l'an- « goisse; ils se tordent les mains, tiraillent furieuse- « ment les boutons de leurs vêtements, ils s'écor- « chent, se déchirent, gémissent, se lamentent[1]. »

Il résulte donc, de cette brève étude des états de dépression, à notre humble avis, que l'on doit comprendre par une telle dénomination, les symptômes caractéristiques de la mélancolie. Nous étudierons donc cette maladie, nous retracerons ses symptômes et dans un dernier paragraphe nous étudierons sa pathogénie, afin de bien mettre en lumière que cette psychose est caractérisée par une ischémie céré- brale, et que certains de ses symptômes sont dûs à une vaso-constriction.

Nous définirons la mélancolie, avec M. le profes- seur Rémond[2] : « une affection caractérisée par une « dépression douloureuse des sentiments, une dimi- « nution de l'activité volontaire, ainsi que par un « ralentissement dans l'association des idées, pou- « vant aller jusqu'à l'arrêt complet du processus ».

Trois syndromes dominent dans la mélancolie : 1° la dysesthésie psychique, le mélancolique aperçoit le monde extérieur comme quelque chose de repous- sant; 2° l'hyperesthésie, les moindres sensations

(1) Régis, *Précis de psychiatrie.*
(2) Rémond, de Metz. *Précis de maladies mentales.*

peuvent provoquer une impression douloureuse très
vive (dépressions) ; 3° Inhibition des processus psychiques, inhibition qui peut aller jusqu'à l'arrêt complet : idée fixe. Il y a diminution et même suppression
de l'activité volontaire.

La dysesthésie et l'hyperesthésie associées avec
l'inhibition et l'incapacité de vouloir crée l'angoisse.
« Cette angoisse est elle-même douloureuse, et la
douleur est parfois tellement violente que l'individu
réagit contre elle par un acte violent.[1] »

Donc, comme nous le disions plus haut, angoisse
et dépressions, soit actives ou passives, sont les
syndrômes principaux de la mélancolie.

Voyons maintenant quels sont les principaux
troubles que nous offre le tableau clinique de cette
psychose.

1° Troubles psychiques : dysesthésie, hyperesthésie, inhibition ;

2° Troubles moteurs : insomnie, abattement, fai-
blesse, lassitude,

3° Troubles sensitifs : paralgésies, hyperesthésie,
névralgies ;

4° Troubles trophiques : diminution générale de
toutes les sécrétions. Il en résulte au point de vue
digestif, de la perte de l'appétit, de la constipation :
Les fonctions de la peau se font mal, la peau est
squameuse, les poils sont ternes. La circulation se

---

(1) Rémond, de Metz. *Précis de maladies mentales.*

fait mal, le pouls est petit, filiforme, ralenti, il ne
s'accélère qu'au moment des crises d'angoisse, les
extrémités restent froides, on voit quelquefois appa-
raître des œdèmes par stase veineuse.

Au ralentissement circulatoire correspond une
amplitude moindre des mouvements thoraciques, la
respiration est plus rare, moins profonde.

Tout contribue à réduire au minimum la nutrition
et le malade maigrit.

De ce rapide exposé symptômatologique de la mélancolie, il résulte que ce qui caractérise cette affection est un trouble circulatoire. Étudions la pathogénie de ce trouble circulatoire.

L'intégrité de la nutrition et des fonctions d'un
organe vasculaire est nécessairement subordonnée à
l'intégrité de sa circulation ; s'il ne reçoit qu'une
quantité insuffisante de sang, des troubles plus ou
moins graves s'y produisent bientôt. La pathologie
générale nous enseigne que sous l'influence d'une
émotion par action directe ou réflexe des nerfs vaso-
moteurs, la circulation encéphalique éprouve des
modifications quantitatives. Que ce défaut de nutrition
de l'encéphale devienne pathologique, cette ischémie
cérébrale va créer l'insuffisance de la cellule nerveuse
(principale caractéristique de la mélancolie). Ce trouble fonctionnel de la cellule nerveuse revêt dans le
cas présent une importance capitale. La cellule nerveuse, en effet, est le grand moteur de l'organisme ;
le moteur vient-il à flancher, tout l'organisme s'en
ressentira. Voyons donc quelles vont être les consé-
quences de cette anémie locale.

Cette anémie locale va être en première ligne la conséquence d'une anémie générale, par ce fait que nous trouvons au cerveau l'origine des nerfs de l'organisme.

Nous aurons des troubles des origines du pneumogastrique, par conséquent des troubles circulatoires et des troubles respiratoires. Troubles du côté du grand sympathique : excitation des vaso-constricteurs qui mettront obstacle à la répartition du sang et de ce fait dénutrition.

Quelle sera la manifestation symptômatologique de ces différents troubles ?

1° Troubles de l'activité générale dus à une diminution de la nutrition et caractérisés par des phénomènes psychiques.

2° Troubles sensitifs caractérisés par de la paralysie, de l'hyperesthésie, des névralgies douloureuses pouvant prendre une grande intensité.

3° Troubles respiratoires. Dyspnée parfois très pénible.

4° Troubles circulatoires. Pâleur de la face, pouls petit, filiforme ; extrémités froides, œdème par stase veineuse.

5° Troubles trophiques. Diminution générale de toutes les sensations. Diminution de toutes les sécrétions. Dénutrition.

Mais le tableau symptômatologique de ces troubles occasionnés par cette anémie locale est celui des dépressions passsives observées au cours de la mélancolie. Il en résulte donc, cela du moins semble

tout naturel, que la mélancolie est caractérisée par
un trouble circulatoire à savoir : ischémie cérébrale
et vaso-constriction. C'est du moins l'opinion de la
pluralité des auteurs.

Reste à expliquer le délire des mélancoliques, c'est-
à-dire la dépression active. Il est logique encore
d'admettre dans ce cas l'explication anatomique précitée, en s'en rapportant aux expériences de Brown
Séquard. Les expériences de cet auteur démontrent
en effet, que l'absence d'oxygène et l'accumulation
d'acide carbonique exercent une action excitante sur
les éléments des tissus. Or cette excitation, dans le
cas actuel, a son point de départ dans le vertex; il en
résulte très bien que cette excitation a une manifestation extérieure qui, dans la mélancolie, se traduit
par une dépression active et du délire.

Comme nous l'avons dit dans un précédent chapitre, la trinitrine a une action cardio-vasculaire. Ce
médicament, en outre, produit de l'hyperémie cérébrale, et de plus en diminuant les résistances périphériques, augmente l'énergie de l'organe central de
la circulation. Il était donc tout naturel de mettre de
telles propriétés thérapeutiques à contribution dans
le traitement de la mélancolie. C'est ce que nous
avons fait. Reste aux observations cliniques à donner
une sanction expérimentale à l'emploi de ce médicament.

CHAPITRE IV

Observations

Mme Jeanne M..., âgée de 48 ans, sans profession, mariée, rentre à la clinique des maladies mentales, de Toulouse, le 12 janvier 1899.

L'examen physique ne relève aucune particularité. Légère asymétrie faciale due à la contracture faciale du côté de la face, qui est le siège de névralgies.

Antécédents héréditaires. — Père mort à 70 ans de broncho-pneumonie. Mère morte à 55 ans d'apoplexie.

Antécédents personnels. — Née à terme. Nourrie au biberon. Pas de maladie de l'enfance, ni de l'adolescence, sauf rougeole à 12 ans. Réglée à 11 ans, toujours bien depuis. Mariée à 18 ans, a une fille de 29 ans, mariée et très bien portante. Bonne santé habituelle, pas de constipation.

En janvier 1898, ressentit un point et tout d'un coup au niveau de tempe une douleur telle, qu'elle pensa que quelqu'un venait de lui jeter une pierre, puis quelques jours après une nouvelle douleur un peu moins intense.

En avril 1898, la malade qui parait avoir fait une autosugestion m..feste, ressent des douleurs généralisées à toute la moitié droite de la face, et à partir de ce moment elles se produisent tous les jours sous l'influence d'une cause quelconque : bruit, alimentation. Ces douleurs durent en général une heure et disparaissent en laissant un endolorissement, surtout marqué au niveau du maxillaire inférieur. La douleur part tout d'un coup de la région qui fut atteinte par la « pierre » et peu à peu, en quelques minutes, se généralise à toute une moitié de la face. Les douleurs sont extrêmement vives.

Sur cet état physique s'est greffé un état psychique particulier. La malade qui présente un rétrécissement marqué du champ visuel, de l'anesthésie pharyngée, montre par moment une agitation motrice considérable. Logorrhée. Elle parle haut et constamment de ses nerfs qui sont « disloqués ». Elle a souvent des crises de pleurs.

Il existe un point ovarien, un point mammaire hystérogène.

Traitement. — Six gouttes par jour de la solution suivante :

Solution alcoolique de trinitrine au 100°...	5 gr.
Teinture de capsicum................	7 gr. 50
Eau de menthe........................	15 gr. '.

14 janvier 1899. — Les douleurs sont encores vives et la malade crie et pleure.

16 janvier. — Les douleurs sont moins vives. L'excitation motrice moins intense.

La malade prend chaque jour six gouttes de la solution à la trinitrine. Les douleurs s'améliorent notablement en même temps que l'état psychique et le 23 janvier, la malade affirme depuis quelques jours ne ressentir qu'un vague endolorissement de la région précédemment si douloureuse.

Elle ne parle plus de la « dislocation de ses nerfs » et si sa vivacité de caractère existe toujours, du moins son idée fixe paraît avoir disparu.

———

OBSERVATION II
(Recueillie par M. Voivenel, interne).

Crise de mélancolie anxieuse à l'occasion de la ménopause. Angoisse précordiale marquée.

Mme Laure D..., 47 ans, ménagère, entre à la Clinique des maladies mentales de Toulouse le 15 janvier 1907.

Pas d'antécédents héréditaires ou collatéraux.

Antécédents personnels. — Accouchement normal. Nourrie au sein. Pas de maladies infectieuses, fut de tout temps nerveuse. Très intelligente, avait tous les prix à l'école. Réglée à 15 ans, mariée à 20 ans. A eu trois enfants, un en 1881, le second en 1883 et le troisième en 1887; tous les trois intelligents.

Examen physique. — Pas de malformations crâniennes ou faciales. Crâne : circonférence 50 cm., courbe antéro-postérieure 31 cm., courbe bitemporale 27 cm.

Nez : hauteur 4 cm. 1/2.

Oreilles : 5 cm., bien ourlées.

Légère inégalité pupillaire.

Tremblement à peine marqué de la langue. Les incisives supérieures sont cannelées. Palais ogival. Cou et glande thyroïde normaux. Poumon, cœur, colonne vertébrale, normaux. Abdomen, organes génitaux, normaux. Le membre supérieur gauche présente une paresse des réactions

3

vaso-motrices. La main gauche est relativement violacée et froide. Les réflexes sont normaux.

La maladie actuelle paraît avoir assez brusquement débuté il y a quatre ou cinq jours. La malade qui vient d'atteindre la ménopose, avait son mari qui présentait depuis longtemps des signes de paralysie générale. Il y a **quatre jours**, son mari qui, après avoir été quelque temps en observation à la clinique, avait été repris par elle, fut évacué sur un asile d'aliénés.

Le jour même de son évacuation, la malade a eu une crise assez violente de mélancolie. Elle pleure, elle crie. Depuis ce moment dépression constante et plaintes continuelles. Elle ne veut pas manger. Elle se plaint d'une sensation pénible dans la **région** précordiale. Elle dit qu'un étau la serre, elle sent la côte, puis comme si on l'écrasait et cette sensation s'irradie vers l'épaule, vers le cou, vers le cerveau. Elle accuse un violent mal de tête : « on dirait que sa tête est prise dans un casque ».

Cette situation de constriction paraît excessivement pénible. La malade s'agite, pleure, tout en disant parfois qu'elle est perdue, ruinée, destinée à finir dans un asile d'aliénés. Elle supplie qu'on lui permette de respirer à l'aise : « qu'on lui enlève son étau. »

Traitement. — Six gouttes par jour de la solution de trinitine précitée.

Ce traitement agit d'une façon étonnante. Dès le troisième jour, la sensation de constriction si violente est remplacée par une sensation de simple endolorissement.

Sous l'influence du médicament, associé au repos absolu au lit, dès le huitième jour, toute angoisse précordiale a disparu. L'état physique s'est notablement amélioré.

Le dixième jour, la malade s'occupe dans le service, ne gémit plus, ne souffre plus, et son amélioration est telle qu'on ne tarde pas à la rendre à sa famille.

OBSERVATION III (personnelle).

Mélancolie avec dépressions actives et passives.

Jeanne A..., âgée de 33 ans, ménagère. Entre à l'asile, le 23 février 1905. Pas d'antécédents héréditaires.

La malade est mariée, elle a eu trois grossesses normales et une fausse couche de trois mois. Ses enfants se portent bien. Sa santé est généralement bonne, pas de maladies antérieures, à noter cependant une constitution névropathique. Pas d'autres antécédents personnels que des pertes blanches depuis cinq ans, et huit ans avant son internement une crise de nerfs avec étouffement à la suite d'une contrariété.

Pendant l'été J. A... travaillait beaucoup, ne dormant que deux heures par nuit. Elle avait des discussions continuelles avec sa famille. D'une dévotion exagérée, elle était allée trouver le curé de son village, pour se faire enlever un mauvais sort, « car le démon lui brûlait les entrailles ».

Quelques jours avant son internement « des points noirs obscurcissaient sa vue, elle était au milieu des flammes ». Elle avait également des hallucinations de la vue, de l'ouïe et de l'odorat. Ses idées étaient incohérentes et bizarres : « Elle ne voulait pas amener ses enfants en enfer avec elle. » Sa mémoire et ses sentiments affectifs étaient à peu près intacts. Elle ne mangeait pas, et dormait très peu. Elle avait de violentes crises d'excitation à la suite desquelles elle voulait se tuer, et pendant lesquelles elle donnait des coups aux personnes de son entourage. Devenue dangereuse pour elle et pour les autres, elle fut internée.

A l'examen d'entrée, on constate que son état général est

satisfaisant, et qu'elle présente une anesthésie du pharynx et de la conjonctive.

Elle ne dort pas, elle ne mange pas seule, il faut l'alimenter à la sonde. Elle a des crises d'agitation avec des mouvements désordonnés. Elle se donne des coups sur la tête. Indifférente aux évènements, elle a des crises d'excitation violente; puis fréquemment elle est triste, elle a même des crises de larmes. Sa mémoire est affaiblie. La malade veut être punie pour des fautes qu'elle croit avoir commises. Elle présente une anesthésie cutanée transitoire. On la traite par des bains tièdes prolongés. On l'alimente à la sonde.

Quand nous voyons la malade le 1er février 1007, elle est agitée, inquiète, elle est effrayée si l'on s'approche d'elle. Elle ne répond pas aux questions qui lui sont posées, ou si elle répond elle le fait avec difficulté. Il est difficile de fixer son attention. Ses actes sont très indécis, elle n'arrive pas à se décider à faire quoi que ce soit. Pas d'initiative personnelle. Il faut l'habiller et la déshabiller. La malade dort très peu et très mal, elle ne mange pas. Elle est fréquemment constipée. Le réflexe patellaire est normal, la sensibilité à la douleur diminuée. Ses règles amènent une période d'agitation. Elle a toujours des idées délirantes de culpabilité.

Nous prescrivons à notre malade de la trinitrine à raison de quatre gouttes par jour d'une solution au 100me. Nous continuons ce traitement pendant 15 jours. Nous constatons alors une amélioration notable de notre malade. Elle est moins anxieuse, elle répond facilement, elle n'est plus agitée. Elle mange mieux, dort bien et s'intéresse davantage à ce qui l'entoure.

Nous revoyons la malade au mois de mars, son état reste amélioré, elle n'a pas eu de nouvelles crises de dépressions.

OBSERVATION IV (personnelle).

Mélancolie dépressive avec délire hypochondriaque

Mme B... Marguerite, âgée de 54 ans, sans profession, mariée, entre à l'asile le 27 janvier 1904. Pas d'antécédents héréditaires.

La malade est mariée, a perdu son mari. Elle a eu un enfant bien portant. Rien à signaler dans ses antécédents personnels qu'une crise psychique de nature inconnue qu'elle a eue à 20 ans.

État actuel. Février 1907. La malade présente des symptômes de dépression mélancolique, caractérisée surtout par un délire hypochondriaque. Elle se plaint continuellement de douleurs imaginaires dans la poitrine, elle désespère de guérir et pleure en racontant ses maux. Sa mémoire est à peu près nulle, surtout au sujet de ce qui s'est passé depuis son entrée à l'asile. L'appétit est bien conservé. L'état physique est satisfaisant. Les reflexes sont normaux, la sensibilité normale.

Le traitement par la trinitine n'a donné, dans ce cas, aucune amélioration.

OBSERVATION V (personnelle).

Mélancolie avec délire et obsession psychasténique.

Mme J... Françoise, âgée de 42 ans, ouvrière en chapeaux de paille. Catholique. Entre à l'asile le 3 octobre 1904. Mariée, elle n'a pas eu d'enfants.

Sa mère est morte aliénée, elle-même a déjà été en traite-

ment à l'asile, du 21 janvier 1902 au 21 août de la même
année. Pas d'autres antécédents héréditaires et personnels.
A signaler, cependant, la suppression de ses règles qui a
coïncidé avec l'apparition de son délire.

Histoire de la maladie. Françoise a toujours été simple
d'esprit, mais elle était assez tranquille. D'une dévotion
exagérée, complètement illettrée, elle avait eu, en 1902,
une crise de délire qui disparut au bout de deux mois de
traitement à l'asile. Cependant, le 2 octobre 1901, à trois
heures du matin, elle s'éveille en sursaut, devient subite-
ment très violente, et manifeste sa violence en jetant une
statue de la Vierge à la tête de son mari qui voulait la faire
rester au lit. Elle présente à ce moment là un délire mys-
tique, elle voit Dieu, les anges, et répète les sermons qu'elle
a entendus; elle veut brûler tous les protestants. Sa mémoire
est intacte, mais elle ne reconnait pas son mari.

Durant les premiers jours de son internement, on doit
l'alimenter à la sonde. Elle ne dort pas. Sa constipation est
opiniâtre. Son délire est furieux, elle pousse des cris inar-
ticulés. Son langage et ses actes sont incohérents. Mouvements violents et désordonnés, trismus, visage convulsé,
yeux hagards, face congestionnée. Au bout d'une semaine
de traitement au chloral, au sirop de morphine, aux bains
tièdes prolongés, son délire violent disparait.

Nous examinons la malade le 10 février 1907. Nous constatons alors : Les deux lobules de l'oreille sont adhérents;
le palais ogival ; crâne asymétrique, le frontal du côté gauche présente un aplatissement marqué ; santé physique assez
bonne ; réflexes normaux.

La malade est en proie à une idée fixe. Elle s'imagine
qu'elle va être damnée. Elle se lamente, elle a même des
crises de larmes. La malade dort peu et très mal. Elle
déchire ses vêtements et se déshabille, elle a des hallucina-

tions de la vue et de l'ouïe se rapportant toujours à des idées de damnation.

Elle se plaint de douleurs dans l'estomac, dans la poitrine, refuse de s'alimenter. On doit, de temps en temps, l'alimenter à la sonde.

Les urines sont diminuées de volume. Les réflexes existent.

On donne à la femme malade de la trinitrine pendant quinze jours.

Le 25 février, notre malade paraît moins anxieuse. Ses idées mystiques semblent moins la préoccuper. Elle cause avec plus de facilité.

Ses douleurs d'estomac et de la poitrine ont disparu. L'appétit est meilleur, on n'est plus obligé de l'alimenter à la sonde. Les fonctions digestives sont plus régulières. La malade dort bien. La quantité d'urine émise en 24 heures est augmentée.

Nous revoyons notre malade le 9 mars 1907 ; elle est toujours dans le même état d'amélioration.

Observation VI (personnelle).

M. R... Jean, âgé de 39 ans, célibataire, agriculteur, entre le 9 août 1906 à l'asile.

Antécédents héréditaires inconnus. Antécédents personnels : pas de syphilis, pas d'alcool, il présente cependant des crises d'épilepsie assez fréquentes.

Histoire de la maladie. — A la suite d'une crise d'épilepsie, il insulte tout le monde et frappe violemment ceux qui l'entourent et, pour ce motif, est interné.

Pendant les premiers jours de son internement, il se montre très violent, mais oublie facilement ses actes de violence.

Le 27 août 1906, il a une nouvelle crise d'épilepsie et le délire reparaît après la crise. Il menace les gardiens et se livre même à quelques voies de fait, agissant sous l'empire d'idées délirantes de persécution. Son état physique est satisfaisant. Il ne dort pas, mais il mange régulièrement.

Décembre 1906. Pendant le mois de décembre, le malade est relativement calme, mais il est toujours sous l'empire des idées délirantes de persécution. Il a encore deux crises épileptiformes.

Janvier 1907. Le malade, après une crise d'épilepsie, essaye de se suicider sous l'empire de ses idées de persécution. Il veut, malgré et contre tous, en finir avec la vie.

Février 1907. L'état de crise continue et le malade réclame une surveillance de tous les instants, car il veut se suicider.

C'est à cette époque (10 février) que nous examinons ce malade, il est toujours sous le coup d'une impulsion irrésistible qui le pousse au suicide. Il est incapable de répondre aux questions qui lui sont posées. Il dort très peu. Il accuse une douleur très marquée dans la région précordiale, une griffe lui serre la poitrine et l'empêche de respirer. L'examen objectif de son cœur ne présente rien à signaler.

On donne de la trinitrine à ce malade. Durant les 10 premiers jours du traitement on ne constate pas d'amélioration. On continue le traitement et l'état du malade semble alors s'améliorer de jour en jour, et le 10 mars, quand nous revoyons notre malade, nous constatons une amélioration. Tandis qu'il y a un mois il ne répondait pas aux questions qu'on lui posait, tandis qu'il essayait de se suicider et qu'il passait sa journée à l'écart, il cause maintenant avec ses camarades, avec les gardiens et les médecins. Son langage devient plus facile et lui-même nous explique que ses douleurs ont disparu.

L'appareil digestif fonctionne cependant mal, le malade est fréquemment constipé.

La mémoire est meilleure. Le malade reprend de la volonté, il ne parle plus de suicide. Il mange et il dort bien.

OBSERVATION VII (personnelle).

M. Léon B..., 28 ans, cultivateur, célibataire, entre à l'asile le 25 mars 1906. Pas d'antécédents héréditaires, deux frères seraient morts en bas âge.

Comme antécédents personnels nous trouvons une fièvre typhoïde à 10 ans, probablement une syphilis contractée au régiment, et des excès alcooliques.

Ce malade a déjà été en traitement à l'asile deux fois. Il est interné une troisième fois le 25 mars 1906 ; car sous la domination d'idées de persécution et d'impulsions irrésistibles, il est devenu violent ; il frappe ses parents, il veut se suicider.

Nous examinons ce malade le 1er février 1907. Au point de vue physique, nous trouvons des tares de rachitisme ; dents crénelées, palais ogival, chapelet rachitique. Pas de traces de syphilis. Le malade mange très peu, il ne dort pas. Il accuse de violentes douleurs à la tête.

Le malade est relativement calme ; mais sous l'influence de ses idées de persécution, ses impulsions reparaissent, il devient violent et dangereux pour lui et ceux qui l'entourent. Son délire nécessite une surveillance de tous les instants.

On institue le traitement à la trinitrine le 1er février. Le 10 février, ses douleurs violentes de la tête ont disparu, il y a aussi une amélioration au point de vue physique : le malade mange mieux, il dort bien. Au point de vue psychique, on ne remarque pas d'amélioration.

On continue cependant le traitement, et le 20 février, on constate que le malade raisonne plus facilement, ses idées s'enchaînent mieux.

Le 8 mars, quand nous revoyons le malade, l'amélioration s'est accentuée : le malade s'occupe, cause facilement, n'a plus d'impulsions. L'anorexie et l'insomnie ont disparu.

Observation VIII (personnelle).

M. Jean B..., 43 ans, célibataire, sans profession, est interné à l'asile depuis un an. Pas d'antécédents héréditaires. Dans ses antécédents personnels on retrouve des excès de boisson, une adénite tuberculeuse guérie et des troubles psychiques.

Ce malade ne parle pas ; aux questions qu'on lui pose, il répond par monosyllabes, sa mimique fait comprendre qu'il est sous l'empire de la crainte.

Il mange très difficilement, il est souvent constipé.

Cependant, quand nous lui demandons si quelque chose lui fait mal, il semble murmurer des mots incompréhensibles à voix basse, et il porte sa main dans la région du cœur. L'examen de cet organe ne présente rien de particulier.

Le traitement à la trinitrine, qu'on a continué pendant

quinze jours, n'a guère amélioré son état psychique. Cependant il paraît moins étonné, il n'accuse plus sa douleur dans la région du cœur.

OBSERVATION IX (personnelle).

M. Jean B..., cultivateur, célibataire, âgé de 38 ans. Pas d'antécédents héréditaires. Au point de vue antécédents personnels nous avons à signaler que ce malade buvait beaucoup, et que ses excès de boisson avaient déjà nécessité un traitement dans l'Asile.

L'histoire de ce malade peut se résumer ainsi. Ce malade a des idées de persécution et sitôt qu'il a bu, il devient excité et violent. Il a tenté de tuer certaines personnes, et cet acte a motivé son internement.

Voici comment évolue sa maladie à l'Asile. Sur quatre semaines, il passe une semaine au travail, mais il est toujours sous l'influence de ses idées de persécution. Pendant deux semaines il devient inquiet, il travaille peu. La quatrième semaine n'est qu'une plainte continuelle. Il est malade, il ne mange pas, trouve les journées d'une longueur extraordinaire, il ne veut pas travailler, il éprouve un dégoût amer.

Au mois de janvier 1907, l'état de ce malade n'a pas changé, et le cycle indiqué plus haut a évolué à peu près régulièrement. Cependant, comme ce malade ne boit pas, il est calme.

Au mois de février, même état.

Nous soumettons ce malade au traitement à la trinitine.

Au bout de quinze jours de traitement, nous constatons

une transformation de ce cycle. Pendant deux semaines et demie, le malade s'est occupé, puis brusquement il est devenu triste, se sentant incapable de tout travail : « car il allait avoir une grave maladie. » Cet état n'a duré que huit jours. Alors le malade a repris ses occupations. Son appétit était augmenté, ses digestions faciles, le sommeil est bon et profond. Les idées de persécution ont diminué.

Nous revoyons ce malade le 10 mars, il a continué à s'occuper, il est encore sous la domination de ses idées de persécution, mais il n'a pas présenté de nouvelles crises de dépression.

CHAPITRE V

Conclusions

De l'étude que nous venons de faire il est permis de tirer les conclusions suivantes :

Les propriétés physiologiques de la trinitrine font de ce médicament un agent thérapeutique actif dans certaines formes de maladies mentales.

1° Ce médicament permet de lutter contre l'anémie cérébrale qui est la caractéristique de la mélancolie au début, anémie cérébrale créant l'insuffisance de la cellule nerveuse. Sans doute la trinitrine ne régénère pas la cellule nerveuse, mais son action permettant un apport sanguin plus considérable au cerveau, amène une amélioration dans le processus morbide; amélioration qui fait de la trinitrine un agent utile dans la mélancolie dépressive et dans le délire des anxieux.

2° De plus l'administration de ce médicament

dans les formes de maladies mentales où l'on rencontre le syndrome d'anxiété ou d'angoisse a toujours amélioré, sinon guéri ce syndrome.

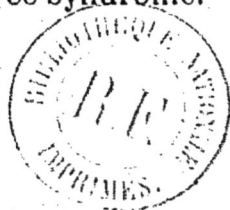

INDEX BIBLIOGRAPHIQUE

FIELD. — Med. Times and Gaz., 10 mars 1858 et 2 avril 1859.

BRODY. — On the médical action of glomaïne. (Méd. Times and Gaz., 12 mars 1859).

BASKER-EDWARDS. — On the physiological properties of Xyloids (Liverpool méd. chir. journal, janvier 1859).

VULPIAN. — De l'emploi thérapeutique de la glomaïne ou nitro-glycérine (Gaz. Heb. de Méd. et Chir., 6 mai 1859).

BRUEL. — Recherches expérimentales sur les effets toxiques de la nitro-glycérine et de la dynamite (Thèse de Paris 1876).

MAYO-RONSON. — Brit. med. Journal, n° 20, 1880.

W. CRAIG. — Glascow medical, 1881.

GREEN. — Practitionner, février, 1889.

MURRELL. — The Lancet, 1879.

FARQUHAR. — The Gaz., avril, 1882.

STILLS. — The Gaz., avril, 1882

M'CALL ANDERSON. — Glascow med. Journal, juillet, 1882.

STEWART. — The Ther. gaz., janvier et mai, 1882.

HARCINSAT. — Kiew. nad. woch., 1882.

HAMMOND. — Virgine med. Monthly., 1881.

DESROSIERS. — Union méd. du Canada, 1883.

HUCHARD. — Revue de Médecine, 1883.

HUCHARD. — Bulletin thérap., 1883.

RÉMOND, de Metz. — Précis de maladies mentales.

E. Régis. — Précis de psychiatrie.

A. Pitres et E. Régis. — Les obsessions et les impulsions.

Hartenberg. — La névrose d'angoisse (*Revue de Médecine*, 1901).

Von Dr Sigmund-Freud, privat Docent in Wien (*Neurololo-gishes Central blatt.*, 1895, n° 2). Sur la légitimité de séparer de la neurasthénie un syndrome défini sous le nom de névrose d'angoisse.

Rémond et Voivenel. — *Progrès Médical*, mars 1907.

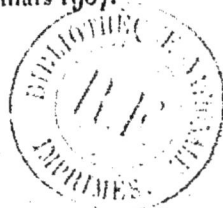

Imprimerie Coopérative Toulousaine, 39, rue Peyrolières.